AF467944

GALACTOTHÉRAPIE

OU

DÉCOUVERTE ET MÉTHODE NOUVELLES

POUR LA

GUÉRISON SURE ET RADICALE

DES MALADIES CHRONIQUES,

TELLES QUE

MALADIES DE POITRINE, CATARRHES,

Gastrites, Affections nerveuses (Maladies des femmes et des enfants, etc., etc.)

AVEC

RAPPORT DE L'ACADÉMIE ROYALE DE MÉDECINE.

Maisons spéciales, avenue de St-Cloud.

OUVRAGE SUR LES AVANTAGES DE LA MÉTHODE,

ET

Consultations, de midi à 2 heures, rue de la Madeleine, 29.

Par le Dr P. LOLMÉDE de SAUX.

A PARIS,

SE TROUVE { CHEZ LES LIBRAIRES de l'Ecole-de-Médecine, ET CHEZ L'AUTEUR, rue de la Madeleine, 29.

1847

RAPPORT

SUR L'EMPLOI THÉRAPEUTIQUE

DES

LAITS MÉDICAMENTEUX

Extrait du rapport fait à l'Académie royale de médecine, par M. le docteur Collineau, l'un de ses membres.

(Séance du 31 mai, page 643).

« Tout le monde sait que le genre d'alimentation exerce « sur le lait une influence notable ; on sait aussi que cer- « taines substances médicamenteuses communiquent à ce « fluide quelques-unes de leurs propriétés. Fondé sur ces « notions incontestables, M. le docteur Lolmède a pensé « que l'on pourrait en étendre l'application et les rendre « plus utiles à la pratique, en associant aux aliments de « quelques animaux des agents thérapeutiques de diverses « natures, et par ce moyen traiter certains malades avec plus « d'avantage que par le mode ordinaire de ces agents. En « conséquence, il ajoute aux aliments des vaches, des ânes- « ses, des chèvres, etc., certaines plantes auxquelles on at- « tribue généralement des propriétés calmantes, toniques, « antispasmodiques etc. Il y joint même le plus souvent « et d'après les indications, des substances médicamenteuses « plus ou moins actives, et par ce moyen il obtient un lait « qui retient soit une partie de ces substances, soit quel- « ques-unes de leurs propriétés les plus importantes; il a « donné pendant un temps plus ou moins long, à un certain « nombre de malades, ce lait à la dose de 4 ou 500 gram-

« mes par jour, et il rapporte plusieurs observations de « maladies *nerveuses*, guéries ou notablement diminuées par « l'emploi de ce traitement.

« On ne saurait dire que l'emploi du lait rendu en quel- « que sorte médicamenteux par l'alimentation, ne soit en « nombre de cas d'une application utile, et l'*administration*, « *sous cette forme, de beaucoup de substances est évidemment très* « *facile et très commode*, surtout *chez les tempéraments ir-* « *ritables et délicats, ou dans les maladies de l'enfance*. Dans « un moment où surgissent tant d'idées monstrueuses ou « ridicules que l'on dit être médicales, nous félicitons « M. Lolmède de ne proposer qu'un moyen souvent *rationnel* « et toujours *innocent*, puisque les substances qu'il emploie « ont déjà passé par des organismes vivants, avant d'être « admises dans ceux des malades.

« Quant au Mémoire dont vous avez chargé MM. Bouley, « Chevalier et moi, de vous rendre compte, c'est un travail « fort étendu dans lequel l'auteur expose ses opinions phi- « losophiques, physiologiques, pathologiques, et thérapeu- « tiques en faveur des moyens curatifs qu'il indique... »

Les avantages que l'on retire de l'emploi du lait médicamenteux, peuvent se rapporter à la réunion des propriétés à la fois physiologiques et thérapeutiques de cette substance elle-même : liquide essentiellement organisable et assimilable, agent de stimulation pour la tonicité organique, imprimant à l'économie des mouvements divers, suivant sa base de composition et son principe actif, mais toujours utile à la production de phénomènes : *de circulation, de nutrition, d'humectation, de sécrétion, d'excrétion et de calorification*, le lait médicamenteux sert avec le même avantage et indépendamment de son action spéciale thérapeutique, tous les systèmes et tous les appareils de l'organisme humain. Dans les sciences expérimentales, les faits prévalent sur la théorie et leur langage est bien plus vrai que tous les raisonnements du monde; c'est donc aux faits expérimentaux que nous signalerons, qu'il appartiendra d'enlever à la théorie ses caractères hypothétiques et d'être pleinement justifié dans ce qu'elle a de vrai et d'utile.

Suivant la nature des moyens mis en usage, ou mieux suivant les propriétés qu'il manifeste, le lait médicamenteux reçoit des dénominations diverses, et c'est ainsi qu'il est appelé : *tonique*, *calmant*, *antispasmodique*, *sédatif*, etc. Voir le tableau synoptique à l'avant-dernière page.

OBSERVATIONS.

Accès nerveux.

Mme. B... âgée de 24 ans, tempérament sanguin modifié, avait un cercle à teinte rosacée autour des yeux, ses traits étaient altérés, l'amaigrissement était apparent, elle accusait une grande impressionnabilité, les plus légères causes irritaient ses nerfs, (ce sont ses propres expressions).

A la seconde visite, la malade fut trouvée dans l'état suivant : la face rouge, l'œil légèrement entr'ouvert et immobile, le ventre tendu, les muscles du cou fortement contractés, la malade exécutait avec la bouche divers mouvements. Bientôt après, survinrent d'horribles convulsions, ses bras se tordirent, ses jambes s'agitèrent, tout son corps se contracta en divers sens ; elle était à son vingt-deuxième accès ; malade depuis deux ans... rien ne pouvait l'arracher à la léthargie qui succédait à ces violentes convulsions. L'innervation était à ce point grande pendant l'accès, qu'aucun moyen physique ne pouvait déterminer des signes de sensibilité. Les menstrues avaient été, sinon supprimées, au moins sensiblement diminuées depuis l'apparition des premiers accès.

L'état léthargique durait souvent plus de vingt-quatre heures, il était surtout caractérisé par l'absence presque totale des grands phénomènes de la vie : la circulation et la respiration étaient à peine sensibles.

La maladie avait résisté à tous les moyens préconisés contre des cas semblables.

L'usage pendant trois mois soutenu d'un lait tonique stimulant et sans emploi d'aucun autre moyen, ramena la malade à une santé parfaite.

Catalepsie hystérique.

Mlle de L... âgée de 17 ans, nous est présentée en consultation le 20 mai 1844. Madame sa mère nous narre qu'il y a environ un an, sa demoiselle avait été atteinte et ce par suite d'une inquiétude domestique d'un accès nerveux caractérisé par les phénomènes suivants : la malade avait perdu l'usage de ses sens, la mâchoire et les muscles de la face s'étaient agités convulsivement et de manière à lui rendre la figure hideuse, son cou s'était gonflé, il était resté tendu, ses membres frappé d'immobilité mais flexibles. Dans l'état menstruel lors du premier accès, il y avait eu suppression totale depuis.

Mme. de L.., ajoute que pendant l'accès, sa fille tient des propos incohérents, que son corps reste immobile, que ses membres conservent la position qu'on leur fait prendre, qu'elle reste environ une heure dans cet état, pendant lequel elle rit ou pleure alternativement. L'accès épuisé, la malade rentre dans ses conditions de vie ordinaire, se plaignant seulement d'un léger mal de tête...

Les accès se sont souvent reproduits tantôt sans cause appréciable, tantôt sous l'influence des moindres inquiétudes, ou sous celles d'impressions un peu vives ; les odeurs fortes en ont aussi été, quelquefois, les causes déterminantes ; depuis un an, la malade a eu régulièrement un, deux, et même trois accès par mois... Saignées générales et locales, anti-spasmodiques, emménagogues, et purgatifs ont été mis en usage sans résultat favorable...

La malade est fort amaigrie, son pouls est faible et petit, elle est sujette à des douleurs dans la région gastrique, a de l'inappétence pour la généralité des aliments, et ne recherche que ceux de haut goût...

Il fut prescrit à cette demoiselle deux doses par jour, d'un lait tonique calmant; au deuxième mois, les accès eûrent disparu totalement, dans le courant du troisième ses menstrues reparurent,et la malade marcha de jour en jour vers une santé qui bientôt devint parfaite.

Accès nerveux.

Mlle A... âgée de 12 ans, non pubère, taille haute pour son âge, a été affectée dans sa première enfance d'*une humeur* (abcès), qui avait fixé son siége dans l'oreille droite. La suppuration, quelque peu abondante dans certaines circonstances, se suspendait et revenait alternativement.

Plusieurs mois s'écoulaient sans qu'on en aperçût aucune trace, elle reparaissait ensuite sans aucun signe précurseur.

Cette jeune personne a été sujette aux céphalalgies, elle jouit sous tout autre rapport d'une excellente santé.

Un traitement approprié venait d'être mis en usage, la guérison paraissait être d'autant plus parfaite, que depuis un an, on n'avait vu s'échapper de l'oreille, qu'un sérum de bonne nature et dans la quantité voulue, lorsque s'offrirent les phénomènes suivants :

La jeune demoiselle, un jour dans sa pension, poussa inopinément plusieurs cris, et fut en même temps prise de convulsions dans les muscles de la face. Restée sur le siége qu'elle occupait, le corps immobile, n'ayant conscience de rien de ce qui se passait autour d'elle, et laissant à ses membres toute leur flexibilité, Mlle A.., resta dans cet état, une heure environ, ne cessant de pousser des cris inarticulés, de grimacer en simulant tantôt le rire, tantôt le pleurer. L'accès épuisé, la malade rentrait dans son état habituel...

Le printemps suivant, les accès devinrent plus fréquents, la moindre contradiction en devenait la cause efficiente, la malade en avait plusieurs dans le même mois...

On a constaté que lorsque l'oreille est en suppuration, les accès disparaissent pour ne reparaître qu'après un temps plus ou moins long de la suppression de l'écoulement.

La maladie a été combattue par les antispasmodiques les plus préconisés pour les cas analogues, les révulsifs, exutoires, purgatifs, et autres moyens ont été mis en usage et n'ont amené aucun résultat favorable... Après trois mois de l'usage d'un lait dépuratif, des signes non équivoques d'une puberté prochaine se sont manifestés, les accès ont disparu, et tout annonce pour cette jeune personne une santé forte et robuste.

Accès épileptiformes.

Mlle F... âgée de 21 ans, tempérament nerveux... par suite d'un événement qui venait détruire tous ses projets d'avenir, toutes ses espérances, fut atteinte d'un violent accès nerveux... La malade tombe sans signes prodraumatiques sur le sol, elle perd l'usage absolu de ses sens, ses membres s'agitent convulsivement sa mâchoire inférieure exécute des mouvements analogues à ceux de la rumination. A son début, la maladie a été combattue par des applications réitérées de sangsues aux organes sexuels, des saignés aux extrémitées inférieures ont été pratiquées, les antispasmodiques et les ferrugineux ont été successivement mis en usage... Quatre mois se sont écoulés depuis l'invasion de la première attaque.

La malade éprouve de la dyphnée, se sent faible au point de ne pouvoir se livrer au moindre exercice, a les digestions pénibles, et recherche les aliments acides, elle accuse de la constipation, a de fréquentes palpitations, un léger *bruit de diable* se fait entendre aux carotides, elle est sujette aux céphalalgies.

Livrée à un état de tristesse indicible, Mlle F... refuse toute distraction, vit dans la solitude... Soumise à l'usage d'un lait emménagogue, la malade vit en peu de temps ses accès disparaître sans retour, ses orces revenir... En moins de trois mois, sa guérison fut parfaite.

Hystéritie.

Mme de L... âgée de trente ans... tempérament *mobile*, a été mariée jeune... Mère de trois enfants, Mme de L... avait consacré à leur éducation première, tous ses soins, toute sa sollicitude. Malades, elle ne voulut jamais les confier à des mains mercenaires, elle veilla des mois entiers auprès d'eux, ne sacrifiant que peu d'instants au sommeil, et suivant avec les angoisses d'une tendre mère, toutes les phases de leurs maladies. Délicats par organisation, ses enfants furent pour elle l'objet de fréquentes sollicitudes et de longues veilles : les force de Mme L... s'épuisèrent sous le poids d'un fardeau trop pesant pour son organisation... Sous l'influence d'une grande débilité, et de nombreuses inquiétudes domestiques, Mme L... vit sa santé s'altérer de jour en jour : ses digestions devinrent pénibles, ses douleurs se manifestèrent sur différentes régions abdominales, aux souffrances physiques, se joignit bientôt une tristesse profonde, la diathèse nerveuse dominant chez la malade, elle fut plongée dans l'hystérie la plus prononcée avec tous les maux qui lui sont inhérents.

Depuis près de deux ans, Mme L... vivait en proie à de fréquentes gastralgies, des spasmes, des coliques, des éructations et des anxiétés variant quant à leur siége...

La malade après trois mois de l'usage d'un lait antispasmodique, vit sa mobilité disparaître, les forces physiques relevèrent l'énergie morale; quelques jours plus tard, la malade jouissait d'une santé parfaite.

Accès apoplectiques.

M. F... âgé de 49 ans, tempérament bilioso-nerveux, tint jaunâtre, taille au-dessus de la moyenne, employé dans les finances pendant la Restauration, avait été révoqué de son emploi en 1830. En outre des changements que cette disgrâce imprima à ses habitudes, elle devint aussi pour lui le sujet d'une profonde tristesse, de noirs chagrins pénétrèrent son âme. Toujours absorbé par de pénibles contentions d'esprit, il rechercha la solitude, devint morose, inquiet et de plus en plus accessible à l'impression des agents extérieurs : ses organes acquirent un dégré d'irritabilité extrême et bientôt survinrent des troubles graves du système sensible...

Un jour occupé à la lecture d'un journal, il croit y trouver des allusions blessantes pour lui. Cette idée le poursuit, le tracasse; pour s'en distraire, il va chez une dame d'un esprit supérieur et s'entretient avec elle de matières abstraites, qui ajoutent à l'hérétisme cérébral. Il accepte avant de sortir un verre d'eau qu'elle lui fait offrir.

A son coucher, l'article du journal revient à son esprit. Il ne peut l'en bannir, pris d'insomnie, il passe une partie de la nuit dans des angoisses horribles; mille dangers le menacent et l'assiégent, un frisson glacial poursuit son corps, la fièvre s'allume et le malade ne cesse de crier qu'il est empoisonné; portant la main sur la région phrénique, il ne cesse de dire : que c'est là qu'est le poison qu'elle lui a fait prendre, que ce poison le ronge et le tue. Il se croit près d'expirer, et au milieu des plus cruelles souffrances, il trace un testament dans lequel il accuse une femme d'être la cause de sa mort. Je vis le malade dans cette situation qui devint en peu d'intants plus grave. Son pouls devint dur, accéléré, sa raison s'effaça, il ne sortait de sa bouche que des propos incohérents; le malade tomba dans de violentes convulsions auxquelles succéda l'état apoplectique le plus parfait, l'innervation la plus étendue. Les émissions sanguines, les plus énergiques révulsifs, triomphèrent de la maladie, mais elle se reproduisit les années suivantes, toujours sous l'influence d'impressions fâcheuses : je l'ai vu dans la dernière attaque, rester douze heures avec une émiplégie complète du côté gauche. Ce n'est que dans cette dernière circonstance et après l'avoir arraché au plus grave danger que j'ai pu obtenir du malade de se soumettre à l'usage habituel d'un lait sédatif... Il a persévéré dans le moyen, et depuis deux ans il n'a cessé de jouir d'une excellente santé.

Anémie (accidentelle).

Mme O... âgée de trente-cinq ans, tempérament modifié, a joui pendant toute sa jeunesse d'une très bonne santé, elle vient de parents sains,... elle a eu 5 enfants, sur ce nombre trois ont été nourris par elle ; pendant l'allaitement du dernier et dans le gros de l'hiver, elle fut sans cause bien appréciable, atteinte d'une pneumonie intense qui rendit nécessaires plusieurs émissions sanguines, la sécrétion lactée fut supprimée totalement pour ne plus reparaître ; déjà affaiblie par un genre de vie laborieux, la malade n'avait pu après sa maladie aiguë, recouvrer ses forces. Son appétit resta languissant, elle éprouva de fréquents *serrements* d'estomac, des suffocations, des grouillements (borborigmes) dans le ventre avec le sentiment du mouvement d'une boule qui partant du bas-ventre, venait s'arrêter sur les voies aériennes pour causer de l'étouffement : ainsi la malade explique elle-même ce phénomène.

Pâleur livide, maigreur extrême, spasmes, douleurs siégeant sur les organes abdominaux... Rapports aigres, acides, fréquentes éructations...

Tous les moyens mis en usage pour combattre l'affection ont été infructueux...

L'ingestion des substances alimentaires, augmente une douleur que la malade accuse sur la région gastrique, douleur habituellement peu vive et qui augmente par la pression.

Les menstrues ne donnent mensuellement que quelques signes de leur apparition. La malade est très constipée.

Les préparations de fer, les antispasmodiques, l'usage des toniques analeptiques n'ont amené aucun résultat favorable.

Soumise à l'usage exclusif du lait tonique calmant, la malade a vu, après deux mois de l'emploi de ce moyen, s'effacer ces douleurs, son embonpoint revenir, sa santé se rétablir de la manière la plus parfaite.

Chloro-anémie.

Mme P... âgée de 28 ans, née de parents sains, d'un tempérament nervoso-sanguin ayant constamment joui d'une bonne santé, a été mariée à l'âge de 20 ans,, peu d'années après son mariage, son mari fut prévenu de faux en écriture privée et forcé de fuir... Cet événement inattendu plongea dans la plus profonde tristesse, son épouse restée seule avec un enfant de trois ans. De noirs chagrins vinrent assiéger sa pensée, bientôt des dégoûts, des digestions vicieuses survinrent; les menstrues ne coulèrent que peu ou point aux époques ordinaires, la face devint pâle, les paupières supérieures furent infiltrées, la faiblesse devint extrême et avec de fréquentes palpitations et l'amaigrissement, se manifestèrent des désordres nerveux qui s'accrurent de jour en jour, enfin une fièvre lente semblait consumer la malade, lorsqu'après avoir vainement suivi plusieurs traitements, elle fit emploi d'un lait tonique, qui la conduisit en peu de temps à une guérison parfaite.

Chlorose.

Mlle L... âgée de 17 ans, issue de parents sains, teint pâle décoloré, a eu ses menstrues à l'âge de 15 ans, elles ont été peu abondantes et n'ont paru que d'une manière irrégulière, depuis quatre mois, elles n'ont donné aucun signe de leur apparition. Cette jeune personne a en dégoût tous les aliments ordinaires, elle est triste, mélancolique, recherche la solitude, verse des larmes sur le moindre sujet et se dérobe à la surveillance de la famille, pour manger du plâtre ou autres substances terreuses. Ses lèvres sont d'une pâleur extrême, ses joues et surtout ses paupières sont légèrement infiltrées. Elle répugne à toute espèce d'exercice; le bruit de diable, se fait entendre aux carotides, celui du cœur reste presque à l'état normal, la malade se trouve très essouflée après les moindres mouvements ascensionnels du corps.

Pour dissiper cet état, on a prescrit diverses préparations de fer et tracé un régime tonique, ces différents moyens n'ayant amené que des résultats peu favorables, on s'est déterminé à l'emploi d'un lait emménagogue qui en peu a conduit la malade à la guérison.

Gastro-anémie.

Mme D... de Paris... âgée de 40 ans, tempérament nerveux..

Face légèrement infiltrée, pâleur anémique, lèvres plus particulièrement décolorées, faiblesse extrême.

L'exploration générale des organes ne présente rien de remarquable.

Les menstrues coulent à peine, la malade a perdu l'appétit, son sommeil est pénible, l'estomac est devenu douloureux, le poul est dur et petit, une foule de phénomènes nerveux ajoutent à l'affection...

Lait *tonique :* un mois ; guérison parfaite.

Leucorrhée.

Mme A... tempérament lymphatico-sanguin, d'une conduite régulière, a éprouvé depuis plusieurs mois, un sentiment de cuisson en urinant : c'est après l'émission du fluide, que la douleur vaginale devient plus intense, un écoulement de matière mucoso-blanchâtre, s'échappe des parties génitales, des applications émollientes des demi-bains, un régime approprié font disparaître la douleur, mais l'écoulement persiste. La malade perd l'appétit, éprouve des suffocations, devient faible, se décolore et ne peut se livrer à aucun exercice sans une extrême fatigue. Le régime tonique et l'usage des martiaux n'ont amené que des résultats nuls. C'est dans cette occurrence, que la malade fait emploi d'un lait tonique stimulant, les premiers huit jours ramènent l'appétit, bientôt les suffocations et les mouvements spasmodiques disparaissent et vers le quarantième jour, la malade a son teint coloré ; ses fleurs blanches sont avant le deuxième mois de l'emploi du moyen, remplacées par une perte rouge de qualité convenable.

Dyspepsies.

M. C... homme de lettres, âgé de 40 ans, tempérament bilioso-nerveux, est sujet à des dérangements des fonctions digestives. Ses organes comme frappés d'inertie, paraissent dans certaines circonstances se refuser à l'ingestion de substances alimentaires du meilleur goût, l'odeur même des viandes cuites, fatigue ses sens.

Il avait longtemps fait usage de boissons stimulantes et de substances dites stomachiques, sans en retirer aucun bien, il était très amaigri et son atonie était extrême, lorsqu'il commença l'usage d'un lait sédatif. Trente jours suffirent à sa guérison, et rappelèrent les fonctions digestives à leur condition physiologique.

Gastralgies.

M. R... éprouve depuis plusieurs mois, une douleur sur la région épigastrique. Cette douleur est plutôt diminuée qu'augmentée par la pression. La langue est blanche, le malade n'éprouve aucune altération... L'ingestion des aliments est facile, elle semble même diminuer la douleur qui reparaît deux ou trois heures après le repas, il y a constipation, le pouls reste normal ; Le malade accuse de la dypbnée, des palpitations et quelques douleurs erratiques dans les bras et les reins.

L'emploi d'un lait sédatif continué pendant trente jours a conduit le malade à une guérison parfaite.

Gastrite chronique.

M. T... banquier, tempérament sanguin modifié, âgé de 43 ans, teint brun, taille moyenne, membres amaigris ; a de fréquentes occasions d'excès gastronomiques, (il a la réputation de vivre très modestement chez lui, et de rechercher ou du moins de ne pas fuir les dîners splendides). Le malade accuse une pesanteur avec douleur obscure sur la région gastrique, cette dernière augmente par la pression, M. T... a perdu depuis longs jours son appétit habituel, il éprouve même du dégoût pour ce qui naguère faisait ses plus chères délices. Il a eu quelques envies de vomir, des aigreurs lui montent parfois au palais, il a de la constipation, et a, en peu de temps beaucoup perdu de son embonpoint. Des sangsues lui ont été plusieurs fois appliquées à l'épigastre, des applications calmantes ont été faites, le régime le plus rigoureux a été observé et cependant le malade ne cesse de souffrir, il est triste, ennuyé, plus souffrant sous l'influence des digestions des substances même les plus légères, il voit ses forces l'abandonner, et de jour en jour ses souffrances grandir. Il est depuis plusieurs mois dans cet état. Soumis à l'usage d'un lait sédatif, que son estomac tolère parfaitement, les premiers quinze jours suffisent pour mettre fin aux rapports acides, les douleurs gastriques s'amendent chaque jour, et en moins de deux mois, il ne reste plus chez le malade trace de son affection.

Maladies des enfants.

« Dans les premiers temps de la Grèce, les jeunes athlètes « étaient astreints à se nourrir de lait (1). »

Contre les vices syphilitiques congénitaux, sous quelque forme qu'ils se présentent : LAIT DÉSALTÉRANT.

ENGORGEMENTS LYMPHATIQUES.

Contre les diathèses scrofuleuses, ou les prédominances lymphatiques : LAIT TONICO-PLASTIQUE.

Contre les affections vermineuses : LAIT ANTHELMINTHIQUE.

DIARRHÉES.

Si elle est jaune, écumeuse et fluide : LAIT SÉDATIF.

Si elle est blanche et muqueuse, c'est-à-dire qu'elle provienne d'une augmentation de sécrétion des follicules *mucipares* : LAIT CALMANT.

Contre la coqueluche : LAIT SÉDATIF.

Contre les engorgements mésentériques et glandulaires : LAIT TONICO-EXCITANT.

Contre les affections cutanées simples : LAIT DÉPURATIF.

Dose pour les enfants : 200 à 400 grammes dans la journée et en plusieurs prises.

(1) Barthez, traité de la goutte, p. 208, S. F.

TABLEAU SYNOPTIQUE

Des laits médicamenteux et des formes morbides contre lesquelles ils manifestent leur efficacité.

Lait *antispasmodique :* névroses, névralgie, hystérie vaporeuse, convulsive à forme épileptique ; gastralgie, céphalalgie, hypochondrie et ses diverses formes.

Lait *antiphlogistique :* Gastrite, entérite et toutes les affections intestinales chroniques, (sans désorganisation), catarrhes pulmonaires, laryngites, bronchites, amygdalites, néphrite, phlegmasie chronique de la matrice, dans toutes les convalescences à suite de maladies aiguës.

Lait *tonique :* Anémie, chloro-anémie, faiblesses constitutionnelles, aménorrhée, leucorrhée, engorgements lymphatiques, ictère, dyspepsie, hydropisie. (sans lésion organique), chlorose.

Lait *sédatif :* Métrorrhagie, gastralgies, migraines, asthme convulsif, artrite, goutte sans nodosité, palpitations, hémophthisie, toux nerveuse, névralgie.

Lait *astringent :* dyssenterie, diarrhées bilieuses, blennorrhée rebelle.

Lait *apéritif :* dartres, dyssenterie, engorgements, viscéraux.

Lait *laxatif :* constipation, embarras gastriques, intestinaux.

Lait *antipériodique :* fièvres intermittentes rebelles, névralgies périodiques.

Lait *calmant :* toux nerveuse, toutes surexcitations du système nerveux.

Lait *désaltérant :* syphilis et ses variétés, phlegmasies et hypérhémies diverses avec complication de vice vénérien ou scrofuleux.

Lait *excitant :* rhumatisme, douleurs nervoso-musculaires, cistite, néphrite, gravelle.

Mode d'administration.

La généralité des laits médicamenteux ci-dessus mentionnés, s'emploient à la dose de 200 à 500 grammes dans la journée.

Ils s'emploient purs ou avec quelque sirop prescrit par le médecin, ou au goût du malade.

La prescription porte la qualité de lait et fixe le diagnostic.

Les laits DÉSALTÉRANT et EXCITANT, se prescrivent purement et simplement comme les eaux thermales. Le médecin inspecteur de l'établissement, s'en entend dans les 24 heures avec le médecin qui les prescrit, sur le mode d'emploi et de composition.

« Mettre à la disposition des malades de Paris, un moyen de plus contre « l'innombrable cortége des maux qui affligent l'espèce humaine ; dis« penser les malades de longs et pénibles voyages, en leur facilitant « l'emploi d'un moyen plus efficace qu'aucune des eaux minérales con« nues ; constituer sur des bases étendues, rationnelles et expérimen« tales, une des branches les plus utiles et les plus intéressantes de « la thérapeutique. Telles sont les intentions que se propose M. Loi« méde en transférant son établissement (rue de la Madeleine, 29, Cabi« net de consultation. Maisons spéciales, barrière de l'Étoile, avenue « de Saint-Cloud), et en le mettant à la disposition des malades et des « médecins de la capitale. »

RECHERCHES THÉORIQUES ET PRATIQUES
SUR L'EMPLOI
DES LAITS MÉDICAMENTEUX.

L'ouvrage est précédé de notions de physiologie philosophique, ou d considérations générales sur les tempéraments, les âges, les sexes, le climat, le régime, les passions et tout ce qui constitue l'homme et la femme au point de vue physique et moral; d'un aperçu sur les progrès de la médecine depuis Hippocrate, et de considérations générales sur les maladies chroniques.

Les dix premières livraisons formeront un volume in-8° de plus de 300 pages. L'ouvrage sera divisé en trois parties.

La première comprendra des détails sur la méthode essentiellement curative des maladies nerveuses dites : accès nerveux, hystérie, gastralgies, céphalalgies, migraines, et de toute affection du système sensible, se caractérisant de névralgies ou douleurs périodiques abdominales, de spasmes. de vapeurs, etc. L'auteur signale les avantages de la méthode contre la sciatique, les rhumatismes, la goutte sans nodosité, les impotences idiopathiques.

La seconde partie traitera des phlegmasies chroniques, soit des organes de la voix ou de la respiration : laryngyte, bronchite, amygdalite, pneumonie, pleurésie; soit celles des organes abdominaux : gastrite, entérite, maladies de la matrice et autres organes de la génération ou des voies urinaires.

Dans la troisième partie, l'auteur signalera les avantages du même mode de traitement contre les vices invétérés, les maladies secrètes; il démontrera la supériorité des laits médicamenteux sur les préparations d'or, de mercure, de platine, voire même sur celles d'iodure de potassium, tous agents d'une action trop énergique, et dont il signale les inconvénients.

L'anémie, la chlorose ou pâles couleurs, la leucorrhée ou pertes blanches, les maladies de la peau, celles des enfants, seront consacrées aux derniers chapitres.

L'auteur préconise sa méthode et la recommande avec insistance dans tous les cas où il faut éteindre un principe morbifique, relever la tonicité organique, détruire un vice héréditaire ou congénital, dépurer le sang, enrayer l'irritation en soutenant les forces vitales, enfin contre toutes les circonstances morbides qui ont une durée de plus de quarante jours, de quel genre et de quelle nature qu'elles soient : cette méthode étant la plus promptement curative, celle qui prévient le plus efficacement l'incurabilité en ménageant la sensibilité organique.

On souscrit chez l'auteur, rue de la Madeleine, 29.

Paris. — Imprim. de Lacour, rue Saint-Hyacinthe-Saint-Michel, 33.

www.ingramcontent.com/pod-product-compliance
Ingram Content Group UK Ltd.
Pitfield, Milton Keynes, MK11 3LW, UK
UKHW020552230726
13925UKWH00006B/2555

9 782013 487146